Germán Emilio Flores Barrera
Jennifer Adriana Herrera Guazha
Marcos Andres Calva Torres

La importancia del examen físico semiológico

La importancia del examen físico semiológico

Germán Emilio Flores Barrera
Jennifer Adriana Herrera Guazha
Marcos Andres Calva Torres

La importancia del examen físico semiológico

en patologías del sistema osteoarticulomuscular

Editorial Académica Española

Publisher:
Editorial Académica Española
is a trademark of
Dodo Books Indian Ocean Ltd. and OmniScriptum S.R.L publishing group

120 High Road, East Finchley, London, N2 9ED, United Kingdom
Str. Armeneasca 28/1, office 1, Chisinau MD-2012, Republic of Moldova, Europe
Managing Directors: Ieva Konstantinova, Victoria Ursu
info@omniscriptum.com

Printed at: see last page
ISBN: 978-613-9-44078-8

LA IMPORTANCIA DEL EXAMEN FÍSICO SEMIOLÓGICO EN PATOLOGÍAS DEL SISTEMA OSTEOARTICULOMUSCULAR

1. **Germán Emilio Flores Barrera**,

geloresbarrera@hotmail.com

gflores@ucacue.edu.ec

ORCID: https://orcid.org/0009-0008-1340-2021

Docente de la Carrera de Medicina, Universidad Católica de Cuenca, Campus Azogues.

2. **Jennifer Adriana Herrera Guazha**,

jennifer.herrera.00@est.ucacue.edu.ec

ORCID: https://orcid.org/0009-0004-2382-7569

Estudiante de la Carrera de Medicina, Universidad Católica de Cuenca, Campus Azogues.

3. **Marcos Andres Calva Torres**

marcos.calva.56@est.ucacue.edu.ec

ORCID: https://orcid.org/0009-0005-9608-9402

Estudiante de la Carrera de Medicina, Universidad Católica de Cuenca, Campus Azogues.

Resumen

Introducción: Las enfermedades del sistema osteoarticulomuscular representan un importante porcentaje de las consultas médicas (10%), afectando hasta el 40% de la población y abarcando tanto condiciones degenerativas como inflamatorias, lo que puede tener un impacto significativo en la calidad de vida del paciente. El síntoma más comúnmente observado en este grupo de enfermedades es el dolor, el cual puede estar acompañado de una variedad de otros síntomas. Por lo tanto, es crucial comprender la importancia de una adecuada anamnesis y examen físico en el proceso diagnóstico.

Metodología: Se llevó a cabo una revisión bibliográfica utilizando diversas fuentes de información, como libros y bases de datos científicas como Scielo, ProQuest y Scopus, además de búsquedas en Google Académico. Se utilizaron palabras clave relevantes para el tema y se aplicaron operadores booleanos para refinar la búsqueda. Se limitó la búsqueda a datos de los últimos cinco años.

Resultados: La revisión bibliográfica arrojó un total de 13 artículos y 2 libros editoriales relevantes para el estudio. **Discusión:** Entre las enfermedades del sistema osteoarticulomuscular, la artritis se destaca por su alta prevalencia, representando aproximadamente el 40% de los casos en esta categoría. Varios autores han identificado el dolor, el edema y el eritema como síntomas frecuentes de esta afección.

Conclusiones: La anamnesis adecuada y el examen físico semiológico son herramientas fundamentales en el diagnóstico clínico de las enfermedades osteomusculares. Estas primeras etapas del proceso diagnóstico proporcionan orientación hacia la enfermedad subyacente y ayudan a determinar qué exámenes complementarios son necesarios para confirmar el diagnóstico.

Palabras clave: osteomuscular, examen físico, patologías, prevalencia

Abstract:

Introduction: Diseases of the osteoarticular-muscular system represent a significant percentage of medical consultations (10%), affecting up to 40% of the population and include both degenerative and inflammatory conditions, which can have a significant impact on the patient's quality of life. The most characteristic symptom observed in this group of diseases is pain, which may be accompanied by a variety of other symptoms. Therefore, it is crucial to understand the importance of an adequate history and physical examination in the diagnostic process.

Methodology: A bibliographic review was carried out using various sources of information, such as books and scientific databases such as Scielo, ProQuest and Scopus, in addition to searches in Google Scholar. Keywords relevant to the topic were used and Boolean operators were applied to refine the search. The search was limited to data from the last five years.

Results: The bibliographic review yielded a total of 13 articles and 2 editorial books relevant to the study.

Discussion: Among diseases of the osteoarticular-muscular system, arthritis stands out for its high prevalence, representing approximately 40% of cases in this category. Several authors have identified pain, edema, and erythema as common symptoms of this condition. **Conclusions:** Adequate anamnesis and semiological physical examination are fundamental tools in the clinical diagnosis of musculoskeletal diseases. These early stages of the diagnostic process provide guidance toward the underlying disease and help determine what ancillary requests are necessary to confirm the diagnosis.

Key words: musculoskeletal, physical examination, pathologies, prevalence

INTRODUCCIÓN

Sistema osteoarticulomuscular

Las patologías del sistema osteoarticulomuscular representan más del 10% de las consultas médicas anuales y afectan a aproximadamente el 40% de la población. Entre las enfermedades más comunes se encuentran la artrosis, la lumbalgia y fibromialgia, representando un desafío significativo en el campo de la salud, debido a que el deterioro progresivo con el tiempo dificulta las actividades diarias del paciente. Una de las principales metas del médico es establecer un diagnóstico preciso para luego implementar un manejo y tratamiento adecuado. Estas enfermedades se caracterizan por manifestaciones clínicas en donde las lesiones inflamatorias y degenerativas afectan los músculos, tendones y membranas. Muchas de estas enfermedades también provocan alteraciones en las articulaciones, así como en el sistema neurovascular y neuropático. (1,2).

A este grupo de enfermedades osteoarticulomusculares se les pueden atribuir diversos factores de riesgo, como ciertas actividades, tareas, ocupaciones o posturas que pueden provocar lesiones o afectaciones. Estos factores incluyen permanecer en una posición estática durante largos períodos de tiempo, realizar cargas y movimientos repetitivos, así como estar expuesto a vibraciones y adoptar posiciones forzadas.

Los síntomas más relevantes reportados por los pacientes suelen ser dolor, que puede manifestarse en cualquier parte del cuerpo, acompañado de fatiga postural. En algunos casos, estas afecciones pueden volverse irreversibles, convirtiéndose en una condición estable y crónica. (3).

Según Alemán et al. (4), existe una posible relación entre la periodontitis y la artritis reumatoide debido al estado inflamatorio común que comparten. Se ha sugerido que las bacterias periodontales pueden actuar como mediadores entre estas dos enfermedades, aunque todavía existe controversia al respecto. Sin embargo, mantener una buena higiene bucal puede ayudar a mejorar los síntomas de la enfermedad. La artritis reumatoide es una enfermedad sistémica crónica caracterizada por una reacción autoinmune que puede provocar manifestaciones bucofaciales, así como alteraciones temporomandibulares, entre otros síntomas. El dolor musculoesquelético (ME) es una afección común, pero frecuentemente subdiagnosticada, que suele ser motivo de consulta debido al dolor. En los casos de dolor musculoesquelético crónico, especialmente en enfermedades como el Dolor Miofascial y la Fibromialgia, se ven involucrados factores psicosociales. Por lo tanto, es importante que los médicos de atención primaria cuenten con herramientas para diagnosticar y manejar estos síntomas de manera adecuada, comenzando con un enfoque multimodal que incluya comunicación y educación para el paciente. (5).

Sierra et al. (6) señalan que el diagnóstico de la gota cutánea representa un desafío clínico, ya que en muchos pacientes no se encuentran factores de riesgo ni elevación de los niveles de ácido úrico. En estos casos, los hallazgos histopatológicos son esenciales para establecer el diagnóstico, además de considerar los diagnósticos diferenciales con otras patologías que provocan depósitos en la piel. En cuanto al diagnóstico de la osteoartritis de la articulación temporomandibular, uno de los métodos más relevantes para su diagnóstico es la Tomografía Computarizada de Haz Cónico (TCHC), debido a su alta especificidad y confiabilidad (7). Por otro lado, el Lupus Eritematoso Sistémico (LES), una enfermedad autoinmune de causa desconocida presenta numerosas manifestaciones clínicas como eritema facial, fotosensibilidad, úlceras orales, alteraciones neurológicas y hematológicas, entre otras. El diagnóstico del LES se basa en los hallazgos clínicos y en pruebas de laboratorio, lo que permite clasificarlos según los criterios establecidos para esta enfermedad. (8).

Los infartos cerebrales son manifestaciones neurológicas comunes en el síndrome antifosfolipídico, caracterizadas por alteraciones cognitivas, compromiso motor y síntomas neuropsiquiátricos (9). Por otro lado, el síndrome de Sjögren es considerada la segunda enfermedad autoinmune más frecuente a nivel global, esta se hace presente con compromiso pulmonar y alto riesgo de mortalidad, siendo la enfermedad pulmonar intersticial la manifestación más grave que requiere un enfoque multidisciplinario para su diagnóstico y manejo adecuados (10).

En la semiología del sistema osteoarticulomuscular, es esencial evaluar los signos y síntomas asociados con la enfermedad, junto con un exhaustivo examen físico del paciente. Esto implica la evaluación de las extremidades superiores e inferiores mediante inspección, palpación, pruebas de movilidad y valoración muscular. En el caso de la columna vertebral, se requiere la adecuada inspección y palpación de cada vértebra, especialmente en pacientes que consultan por dolor articular. A medida que avanzan las investigaciones, surgen nuevas técnicas y prácticas clínicas, con registros de casos que sugieren características específicas de ciertas enfermedades. Sin embargo, surge la pregunta sobre la eficacia del examen físico semiológico para llegar al diagnóstico de las patologías del sistema osteoarticulomuscular.

El objetivo general de este estudio es el describir la semiología en el sistema osteoarticulomuscular y sus respectivas patologías. Para lograr este objetivo, se plantean los siguientes objetivos específicos: definir la anamnesis y el examen físico relacionados con el sistema osteoarticulomuscular, analizar la prevalencia y las alteraciones características de las patologías durante el examen físico, y comparar el examen físico de diferentes patologías dentro del sistema osteoarticulomuscular para identificar similitudes y diferencias en su presentación clínica.

METODOLOGÍA

La búsqueda se llevó a cabo mediante una revisión bibliográfica. Se inició con una búsqueda en los libros de Tortora "Semiología Médica: Fisiopatología, Semiotecnia y Propedéutica, 3° edición" y Argente "Introducción al cuerpo humano. Fundamentos de Anatomía y Fisiología", **además de diferentes tipos de artículos científicos publicados entre el 2018 y 2023**. Especialmente la búsqueda se centró en las bases de datos Scopus, ProQuest y Scielo.

En la búsqueda en Google Académico se emplearon los operadores booleanos OR y AND, con el objetivo de obtener resultados relevantes sobre el examen físico de las patologías osteoarticulares, limitando su búsqueda a los últimos 5 años y seleccionando artículos completos. Se observó que el operador OR obtuvo más resultados que AND. Los resultados de la búsqueda incluyeron contenidos de capítulos de libros, revistas de revisión bibliográfica y noticias. Los idiomas encontrados fueron principalmente inglés y español, además, se encontraron artículos desde el año 2018 hasta el 2023, siendo el año 2021 el que obtuvo la mayor cantidad de artículos.

Scielo, ProQuest y Scopus se aplicó los operadores AND y OR para realizar la búsqueda, que en su mayoría eran artículos de revisión bibliográfica en base a casos clínicos, lo cual aporto para recolectar información del tema a investigar, también se utilizó los filtros de búsqueda como idioma, en el cual el idioma inglés disponía más que en español, al igual debía ser de los últimos

5 años. En estas tres bases el operador AND obtuvo mayor resultado, brindándonos artículos de revisión, casos clínicos, capítulos de libros y manuales sobre examen físico en las patologías que se buscaron. Para la revisión bibliográfica solo se empleo 15 artículos que cumplían con toda la información completa.

DESARROLLO

El sistema osteoarticulomuscular es fundamental para la ejecución de una amplia gama de actividades humanas, desde las más simples hasta las más complejas, como caminar, saltar, correr y muchas otras. Dicho sistema está compuesto por una gran variedad de estructuras, incluyendo huesos, ligamentos, articulaciones, cartílagos y tendones. Desde un punto de vista anatómico, los huesos están unidos entre sí mediante articulaciones y ligamentos. Estas uniones ofrecen resistencia a los huesos y mantienen su posición adecuada para evitar movimientos inoportunos. Por último, el cartílago, que es un tipo de tejido óseo elástico, juega un papel crucial al amortiguar las articulaciones, permitiendo así un movimiento suave y sin fricción entre los huesos. Las articulaciones se clasifican en diferentes tipos según su grado de movilidad. Las diartrosis son articulaciones móviles que permiten una amplia gama de movimientos. Las articulaciones semimóviles, también conocidas como anfiartrosis, ofrecen una movilidad limitada. Y finalmente, las articulaciones sinartrosis son inmóviles y proporcionan estabilidad estructural. (1).

EXAMEN FÍSICO

Para la elaboración del examen, se iniciará con la inspección como primer punto. Durante esta fase, se observarán diversos indicadores como la expresión facial, la forma de caminar, los gestos, la postura, el habla y la ejecución de movimientos, o la ausencia de estos, lo que puede proporcionar pistas sobre la condición del paciente. Asimismo, se prestará atención a dos aspectos importantes durante la inspección: la presencia de tumefacción y el estado del tejido muscular.

En segundo lugar, se llevará a cabo la palpación. Durante este proceso, se buscará identificar y diferenciar inicialmente el lugar del dolor en relación con la movilización, así como el dolor de tipo palpatorio. Además de evaluar el dolor, se examinará la temperatura, la presencia de crepitaciones y la limitación de la movilidad en el cuerpo del paciente. (2).

COLUMNA VERTEBRAL CERVICAL

Inspección y Palpación: Durante esta fase, se verifica la alineación adecuada en los planos sagital y transversal. La palpación se realiza teniendo en cuenta las apófisis espinosas, así como los puntos suboccipitales y trapecios. Se evalúan áreas de sensibilidad aumentada (algesias), tono muscular y la presencia de crepitaciones, si las hubiera. **(ver Tabla 1).**

Exploración de la Movilidad: Se indica al paciente que toque con la barbilla el manubrio esternal para evaluar la flexión. Para verificar la extensión, se le pide lo contrario, alejar el mentón del manubrio esternal. (2).

Tabla 1. *Patologías de columna vertebral   Argente 2021 cervical*

Patologías	Características
Degeneración discal	*Cierto grado de limitación al realizar inflexiones, más comúnmente al lado lateral, también existirá crepitación en los movimientos y raramente frecuente habrá zonas de algesia en hombro, brazo y en la zona de la escápula.*
Síndrome de la costilla cervical	*Parestesias en partes distales de los brazos, atrofia hipotenar, diaforesis en manos.*
Radiculitis	*Zonas de algesia presentes en zona cervical, con irradiación al hombro, brazo o parte distal de la misma y con presencia de parestesias.*

Cervicalgia/hernia discal	*Limitación severa de la movilidad cervical, presencia de espasmo en musculatura paravertebral, hiporreflexia, Valsalva +, agotamiento motor, hormigueo en partes distales.*
Artritis reumatoide	*Limitación en rotación.*
Espondilitis anquilosante	*Ejecución de movimientos limitados, ocasionada por la algesia, presente sobre todo en hombres jóvenes.*
Hiperostosis esquelética idiopática difusa	*Limitación en la movilidad general, ausencia de algesia, vista en pacientes mayores de 50 años*
Tortícolis	*Limitación de la movilidad a consecuencia de la algesia, de manera especial en rotación, e incluso en fijación con posición antálgica.*
Osteomielitis	*Limitación, dolor al efectuar palpación, estado general comprometido.*
Polimialgia reumática	*Rigidez matutina, algesia en cintura escapular o algesia en zona pélvica, VSG superior a 40mm (en la primera hora).*
Esguince o luxación cervical	*Cervicalgia posterior a una colisión automotriz.*
Fibrositis	*Dolor en puntos de gatillo en zona posterior del cuello y trapecios.*

Fuente: adaptado del libro de Argente, 2021

COLUMNA DORSOLUMBAR

Inspección: realizada con el paciente en bipedestación, pies paralelos, con una distancia de 10 cm. Se observará los siguientes puntos; grado de nutrición, forma torácica, alteraciones cutáneas y alineación de la columna (2). Palpación: se pretenderá buscar zona de hipersensibilidad por prolapso discal, discitis séptica, tuberculosa, micótica, etc. (2).

Exploración de la movilidad: Los movimientos en la columna dorsal son escasos, por ello sobre salen las rotaciones. Necesario tener el paciente sentado, con sus manos localizadas en la región cervical y sus codos de manera perpendicular al tronco. En zona lumbar se explora tanto la flexión como la extensión, describiendo así, la flexión anterior, la extensión y la flexión de manera lateral (2). **(ver Tabla 2)**

Tabla 2. *Patologías de la columna dorsolumbar, Argente 2021*

Patologías	Signos característicos
Neurofibromatosis	*Tumores pedunculados múltiples, de característica color café con leche.*
Espina bífida	*Hipertricosis localizada en zona lumbar*
Escoliosis	*Desviación lateral de plano frontal.*
Cifosis	*Alteración de la alineación en el plano sagital, un aumento regular es descrito como cifosis armónica.*

Fuente: adaptado del libro de Argente, 2021

Maniobra de Goldthwait: Paciente en decúbito supino, el explorador coloca una mano por debajo de la columna del paciente, a la vez que el explorador eleva la extremidad inferior del lado que se palpa. Si existe dolor antes de ejecutar la acción correspondería a lesión de la ciática, en cambio, si existe dolor tras ejecutar el movimiento existe lesión de L5-S1. (2). **Figura 1**

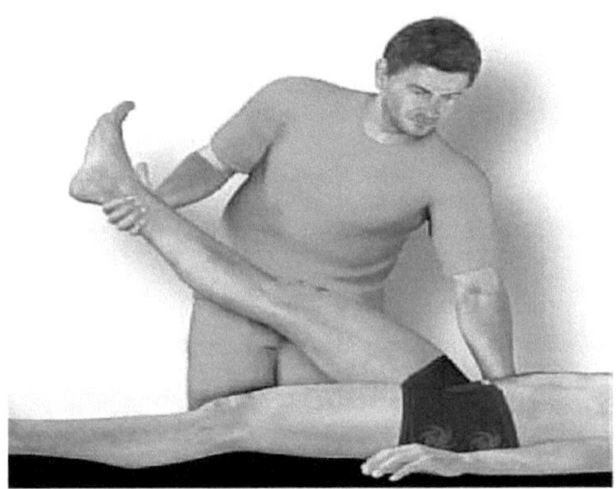

Figura 1. Maniobra de Goldthwait, Se observa ejecución inicial de la maniobra. Fuente: Argente, Álvarez. Capítulo 7, Sistema Osteoarticulomuscular. (2).

Maniobra de Lasegue: Aplicada para determinar si un paciente que padece de lumbalgia tiene una hernia discal. El explorador elevará la extremidad inferior del paciente (manteniéndola recta), elevándolo en un ángulo de entre 30 y 70 grados, en caso de ser positivo presente examen, lo más probable es que un disco herniado sea la causa del dolor. (2). **Figura 2**

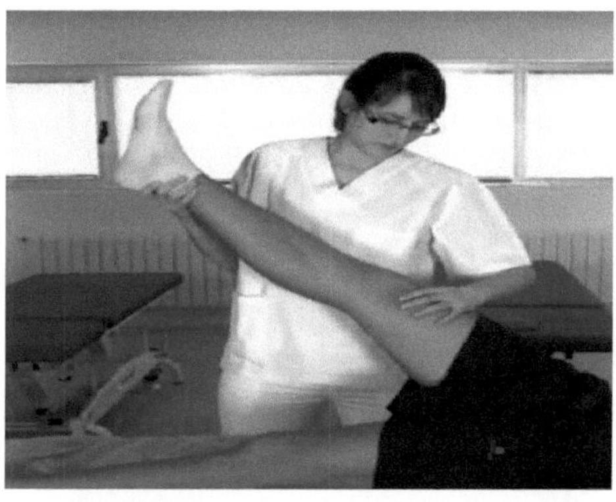

Figura 2. Maniobra de Lasegue. Se observa ejecución de la maniobra en paciente sano. **Fuente:** Argente, Álvarez. Capítulo 7, Sistema Osteoarticulomuscular. (2).

Maniobra de Bragard: Se procede a ejecutar en caso de que la maniobra de LASEGUE sea positiva, consiste en descender la pierna (5-10 grados) de dónde existe el dolor, posterior a ello se procede a realizar una dorsiflexión del tobillo. Si aparece o empeora el dolor este sería positivo, indicando compresión radicular entre L4 Y S1, si el dolor se localiza en la parte posterior de muslo este sería considerado como negativo. (2). **Figura 3**

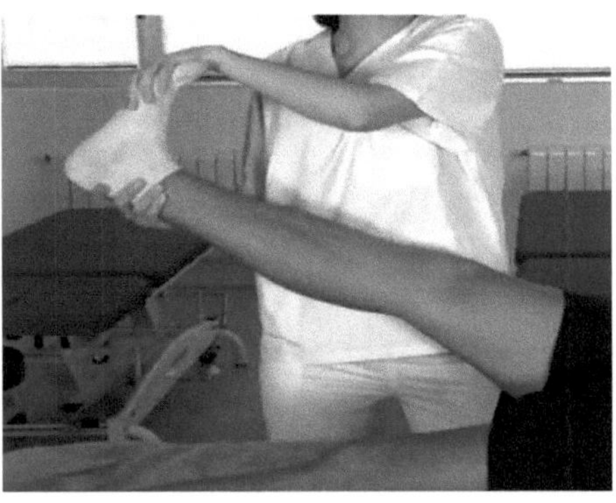

Figura 3. Maniobra de Bragard. Se observa ejecución de la maniobra en paciente sano. **Fuente:** Argente, Álvarez. Capítulo 7, Sistema Osteoarticulomuscular. (2).

Maniobra de Neri: El paciente debe estar sentado en un lugar firme y sin relieve, las rodillas, así como las caderas deben encontrarse en 90°, el examinador flexionará de manera cuidadosa la cabeza del paciente sobre el tórax, en caso de existir dolor al ejecutar la acción se describiría Neri positivo. (2). **Figura 4**

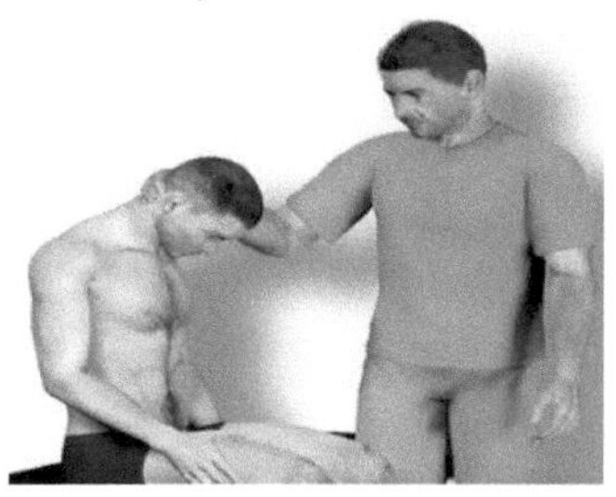

Figura 4. Maniobra de Neri. Se observa ejecución de la maniobra de Neri. **Fuente:** Argente, Álvarez. Capítulo 7, Sistema Osteoarticulomuscular. (2).

EXPLORACIÓN DEL HOMBRO Y ORIENTACIÓN DIAGNÓSTICA

Inspección: Realizarla por delante, atrás, arriba y lateralmente del paciente, comparando con la extremidad homóloga. Palpación: realizarla de manera minuciosa, compararla con su extremidad homóloga (sana), valorar temperatura y calor. Exploración de la movilidad: valorar la normal abducción de la articulación escapulohumeral y esternoclavicular (2).

EXPLORACIÓN DE CODO Y ORIENTACIÓN DIAGNÓSTICA

Inspección: valorar simetría, presencia de lesiones psoriásicas, tofos, nódulos de Meynet, quistes sebáceos, xantomas y calcinosis. Palpación: temperatura, tumefacción, valorar el nervio cubital y el engrosamiento de este.

EXPLORACIÓN DE LAS MUÑECAS Y ORIENTACIÓN DIAGNÓSTICA

Inspección: evaluar la presencia de deformidad o tumefacción. Palpación: se debe palpar en flexión palmar leve, valorar temperatura, sensibilidad (2).

EXPLORACIÓN DE LA MANO Y ORIENTACIÓN DIAGNÓSTICA

Inspección: valorar extremidad homóloga, en movimiento o de manera estática. Palpación: valorar de manera individual, buscar engrosamiento, sensibilidad, edema, temperatura.

EXPLORACIÓN DE LA CADERA Y ORIENTACIÓN DIAGNÓSTICA

Inspección: examinar al paciente en bipedestación, observar marcha (inclinación anormal). Palpación: Valorar hipersensibilidad, tumefacción o crepitantes (2).

EXPLORACIÓN DE LA RODILLA Y ORIENTACIÓN DIAGNÓSTICA

Inspección: Observar minuciosamente la marcha, misma que se realizará con movimientos suaves, valorar simetría y observar si ambas extremidades son homogéneas, observar alineación de las rodillas. Palpación: ejecutada con el dorso de los dedos, valorar puntos dolorosos y de cambios de temperatura, ejemplo en procesos inflamatorios (2).

EXPLORACIÓN DE TOBILLO Y ORIENTACIÓN DIAGNÓSTICA

Inspección: Durante esta etapa, se observan posibles deformidades posturales y se presta atención a la presencia de tumefacción en el área. Palpación: Se procede a palpar la cara anterior de la articulación utilizando los dedos de la mano del examinador. Este paso permite detectar posibles sensaciones anormales o puntos de dolor que podrían indicar alguna afección.

EXPLORACIÓN DEL PIE Y ORIENTACIÓN DIAGNÓSTICA

Inspección: estar atento en observar deformidades del pie; plano, cavo, equino, equinovaro, talo y plano. Palpación: temperatura, comprar con extremidad homóloga, puntos de algesia (2).

Tabla 3. *Examen Físico y alteraciones de las patologías del sistema osteoarticulomuscular, Argente 2021.*

ARTROSIS

Prevalencia	Alteración	Examen físico
47% de la población global en el sexo femenino (3).	*Uno de los primeros signos es la rigidez, dolor y para ello se utiliza un goniómetro, que se instala en el borde lateral de la pierna en parte lateral, la atrofia también está presente en estos pacientes en corto y largo plazo (3).*	***Inspección:*** *En bipedestación, decúbito prono y supino. Comparar asimetría (genu varo), es decir, una mal formación, (artrosis de rodilla puede provocar deformidad), inspeccionar el hueco poplíteo en caso de un quiste de Baker.* ***Palpación:*** *paciente en supino, evaluar temperatura de piel (estará aumentada en la parte contralateral), presencia de alguna articulación tumefacta, dura y dolorosa en la movilización pasiva, pudiendo escucharse crepitaciones o crujidos. Pruebas de función: en prueba rotuliana, prueba meniscal de Apley y McMurray y estabilidad de rodilla (3).*

ARTRITIS

1% de la población adulta en el sexo femenino (4).

Rigidez matutina, dolor, edema, ascenso de temperatura, debilidad y atrofia, en las deformidades existen características como dedos en boutonnier, pulgar en Z, dedos en cuello de cisne (4).

***Inspección:** decúbito supino, presencia de hinchazón, eritema, abrasiones y asimetría, evaluar movimiento, una limitación por dolor y rigidez, alteración de la amplitud con limitación pasiva, crepitaciones **Palpación:** en busca de dolor, calor e hinchazón. Importante determinar si es sobre la fijación de los tendones o la capsula articular. Presencia de masas o espacios, permitiendo diferenciarlo de un derrame a nivel articular, aumento o engrasamiento de la bolsa (4).*

FIBRO MIALGIA

En Europa posee una prevalencia de 11%- 40% (5).

Posee una rigidez generalizada, dolor musculoesquelético crónico por más de tres meses, síntomas; fatiga, disfunción cognitiva, insomnio, debilidad muscular, alodinia,

***Inspección:** en músculos o articulaciones no suele existir ninguna alteración visible, solo dolor referido.*

***Palpación:** El dolor puede estar presente en la palpación presión digital en varias partes de cuerpo llamadas tender points (5)* *hiperalgesia, acompañada de mialgias de localización imprecisa y prolongada (5).*

GOTA

1-4% en la población mundial (6).

Su alteración patognomónica se comprende de altas concentraciones de ácido úrico en el organismo, dando formación de cristales "tofos", mismos que se localizan en distintas articulaciones del cuerpo. Habrá alteraciones al articular el miembro afectado, así como la de efectuar la movilidad, malestar, inflamación entre otras (6).

Inspección: *se observará a simple vista del examinador la existencia de "tofos" en regiones del codo, oreja y/o rodillas, así mismo se observará la presencia de alteraciones en la piel como exantemas.*

Palpación: *valorar el rango del movimiento efectuado en la extremidad afectada, se palpará de manera delicada pretendiendo llegar a la zona de algesia, calor o hinchazón (6).*

OSTEO ARTRITIS

En la sexta década de la vida, de preferencia en mujeres	*Altera la movilidad de la zona afectada, generando rigidez en zonas articulares, también genera pérdida del correcto funcionamiento, así como también la limitación de la movilidad, también suele haber deformaciones y/o tumefacciones articulares (7).*	*Paciente deberá mantenerse en decúbito supino (reposo).* ***Inspección:*** *estar atentos antes la presencia de eritema en el sistema tegumentario, así como la presencia de hinchazón, perforación y/o deformación en la piel. Se comparará la articulación afectada con la articulación no afectadas, es decir con la del lado contrario.* ***Palpación:*** *se palpará de manera suave, logrando así localizar la zona de algesia, se valorará la movilidad para estar presentes ante una alteración mecánica (7).*

LUPUS ERITEMA TOSO SISTÉMICO

De 14% a 75%	*Deterioro de la respuesta inmunológica y una producción de autoanticuerpos. Existirá alteraciones tales como; alopecia, fatiga, dolor de al momento de la*	***Inspección:*** *los pacientes con afección de LES suelen presentar signos y/o manifestaciones mucocutáneas, podremos observar eritema en la zona malar, también denominado "alas de mariposa", zonas de atrofia central, sobre*

inspiración profunda, fiebre sin antecedentes, astenia, pérdida de peso, úlceras bucales o en zonas dermatológicas, ganglios inflamados (linfáticos), lesiones cutáneas (8).

todo se localizan en el cuero cabelludo, "alopecia", también encontraremos "anillo eritematoso" en diferentes localizaciones del cuerpo como; pabellón auricular, rostro, áreas de los brazos expuestas a la luz solar "exantemas" y úlceras dentro del área bucal.

Palpación: *paciente ante la palpación presentará dolor a la misma, y de característica pruriginosa (8).*

SÍNDROME ANTIFOSF OLIPÍDO

40-50% en mujeres en una edad reproductiva (9).

Son variadas e inespecíficas, regularmente refiere dolor abdominal, hematuria en el aparto renal, en el pulmonar, edema, hemorragia, además de encefalopatía, cefalea, convulsiones,

Inspección: *en la piel puede presentar púrpura, lívido reticular, necrosis e isquemia digital.* ***Palpación:*** *dolor abdominal que puede deberse por la trombosis en los órganos (9).*

SÍNDROME DE SJORGREN *0,01 y 2,7% y afecta más a las mujeres que hombres (10)*	*manifestaciones dermatológicas (9).* *Las manifestaciones clínicas del SLS presentan una relación con afección neurológica, teniendo afecciones como, discapacidad intelectual, tetraplejía o diplejía espástica, convulsiones o retinopatía, así como también ictiosis que compromete a una afección de carácter dermatológico, prurito entre otras (10).*	***Inspección:*** *valorar conjuntiva, sistema tegumentario, xeroftalmia, xerostomía.* ***Palpación:*** *estar atento al descubrir diversas lesiones tales como; xerodermia, adenomegalia.* ***Auscultación:*** *Pulmonar/cardiaca: puede existir señales patológicas o roces pericárdicos (10).*
ESCLEROSIS SISTÉMICA *Aparece antes de los 15-16 años, posee una prevalencia alta, de 100 casos/10^5*	*Patología de carácter multisistémico, mismo que se caracteriza por disfunción vascular generalizada, afectando la piel en forma de fibrosis, también suelen presentarse*	***Inspección,*** *facie fatigada, astenia al efectuar los movimientos o la misma que podría ser valorada por el examinador por medio de técnicas de ejecución activo/pasiva. En las **extremidades**: artralgias,*

artralgias, mialgias, dispepsia, disfagia, reflujo gastroesofágico, entre otras. (11).

MIOPATÍAS INFLAMA TORIAS

75% mayormente en mujeres de la media edad (12).

Enfermedad muscular dada por infiltrado leucocitario, en lo cual su alteración se presentará a nivel muscular, ocasionando astenia y zonas de algesias, puede haber compromiso dermatológico, dando signos como; eritema en heliotropo y pápulas Gottron (12).

*contracturas y/o mialgias, (estas se valorarán por medio de la palpación), en la **exploración gastrointestinal** se observará; dismotilidad esofágica, disfagia, y a nivel **vascular** presentará el fenómeno de Raynaud (11).*

Su examen físico se basará a nivel del sistema muscular, dado que presente patología afecta exclusivamente de los músculos, en ciertos casos habrá compromiso dermatológico.

Inspección: *en caso de dermatomiositis se observará eritema en la zona palpebral de ojo, y eritema en zona distal del brazo.*

Palpación: *astenia muscular, la mismo que podremos valorar al pedir que nuestro paciente realice acciones como el subir escaleras, la palpación es fundamental para*

VASCULITIS *Afecta al 5% de los habitantes (13).*	*Inflamación del endotelio vascular. Modificaciones en la integridad vascular, misma que puede llegar a ocasionar; isquemias/necrosis y/o hemorragia, desde la superficie podrá observarse como pequeñas "manchas" como; petequias, máculas, urticaria, equimosis. (13)*	*lograr valorar la zona de algesia, la misma que en ocasiones suele presentarse (12).* **Inspección:** *valorar el órgano ocular, estar atentos ante la presencia de alguna lesión existente, así como también de enrojecimiento, lesión retiniana, uveítis, ampollas, entre otras.* **Palpación:** *lesiones con relieve, valoraremos simetría, así como también la ausencia o presencia de pulsos periféricos em zonas donde creamos que hay un compromiso en relación con la isquemia (13).*
ENPONDILOARTROPATÍAS *0,3%-1,9% (14)(15).*	*Existen similitudes en las enfermedades espondilo artrosis como inflamación en pelvis y columna, dolor y enrojecido, inflamación del intestino, entesis, referida por inflamación*	**Inspección:** *revisar hinchazón en cualquier parte del cuerpo (caderas, rodillas, pies, muñecas, hombros, codos o tobillos), puede verse uveítis, donde presenta dolor y enrojecimiento del ojo, psoriasis, dactilitis también es denominado*

de ligamentos y tendones (14)(15).

como "dedos de salchicha" ***Palpación:*** *paciente refiere dolor en cualquier articulación, es un dolor más propenso en la columna vertebral (14)(15).*

Elaborado por: *Jennifer Herrera y Marcos Calva*

DISCUSIÓN

La artrosis es la afección osteoarticular más prevalente a nivel mundial, afectando al 47% de la población. En contraste, el lupus eritematoso sistémico (LES) tiene una prevalencia que varía entre el 14% y el 75%, mientras que las fibromialgias oscilan entre el 11% y el 40%. Por otro lado, patologías como las espondilo artropatías y el síndrome de Sjögren tienen una prevalencia menor al 1%, y enfermedades como la gota o la vasculitis se sitúan entre el 1% y el 4%. (1-4).

En cuanto al examen físico de cada patología según Valdovinos para poder llegar a un diagnóstico de artrosis de rodilla es preciso determinar la presencia de un derrame articular en la rodilla, al momento de realizar la prueba rotuliana existe un choque, además de encontrar casos de genu varo en los ligamentos contralaterales, disminuyendo la movilidad y siendo el dolor uno de los síntomas debido al estrés de esta articulación (1-4).

Para el diagnóstico de las fibromialgias, se observan síntomas como alodinia, hiperalgesia generalizada y mialgias musculoesqueléticas crónicas, con dolor intenso, profundo o difuso. Se utilizan los "puntos dolorosos" en el examen físico, los cuales suelen estar asociados con síntomas como insomnio, rigidez matutina, fatiga y trastornos cognitivos. (5).

Según el autor Sierra, la Gota se caracteriza por la presencia de "tofos", siendo estos cúmulos de cristales de urato ubicados en diversas zonas del cuerpo, tales como; rodillas y los codos, lo que constituye un signo patognomónico de la enfermedad. (5).

El lupus eritematoso sistémico (LES) también posee un signo cardinal, siendo este el reconocido "eritema en alas de mariposa", descrito de esta manera por muchos autores como la manifestación característica para un diagnóstico de la enfermedad, sin embargo, su reafirmación se basará en exámenes complementarios como los de laboratorio, dado que el eritema en el rostro podría referirse a un sin número de patologías dermatológicas. (5,6).

Las diferentes patologías muestran zonas de algesias en distintas partes del cuerpo, especialmente en las articulaciones. Velasco (5) describe a la fibromialgia como una enfermedad de difícil diagnóstico, ya que su único síntoma será el dolor, por lo cual, su diagnóstico estará sostenido por exámenes complementarios (3-6).

El Síndrome de Sjögren puede presentar alteraciones con compromiso neurológico, dificultando su diagnóstico, además, los signos de tumefacción y edema pueden llegar a correlacionarlas con otras patologías. (10).

Para el síndrome antifosfolípido, se deben cumplir ciertos criterios de la Sociedad Americana de Colegio de Reumatología (SAC), con al menos cuatro o tres criterios para su determinación, y el 50% de los casos no presenta la presencia de anticuerpos. Estos criterios se basan en exámenes complementarios para su confirmación. (9).

CONCLUSIONES

Cuando hablamos de anamnesis y examen físico osteoarticulomuscular, es crucial entender que ambos son fundamentales para llegar a un diagnóstico oportuno de afecciones en este sistema. La anamnesis nos permite considerar problemas genéticos o hereditarios, especialmente al indagar sobre los antecedentes familiares, mientras, que el examen físico nos proporciona indicios, mas no su confirmación, sobre el tipo de afección osteoarticulomuscular, esto a través de la evaluación de signos característicos. Sin embargo, debido a la similitud de signos y síntomas, así como a la amplia gama de enfermedades similares, puede ser complicado basar el diagnóstico únicamente en estos dos aspectos.

Las enfermedades del sistema osteoarticulomuscular representan el 40% de los motivos de consulta, siendo la artrosis la afección más prevalente a nivel mundial, constituyendo el 40% de los casos, esto en comparación con otras patologías ya descritas. Las alteraciones de estas enfermedades están interrelacionadas, y el dolor es el síntoma más común en la mayoría de las afecciones del sistema osteoarticulomuscular, proporcionando pistas sobre posibles causas y la naturaleza de la afección.

Además, algunas alteraciones son exclusivas de una patología específica, como los tofos en el caso de la gota, que solo se observan en esta enfermedad y no en otras o el signo de las alas de mariposa en el Lupus Eritematoso Sistémico (LES).

Determinamos que el realizar el examen físico semiológico del sistema osteoarticulomuscular es de gran utilidad para llegar al diagnóstico definitivo de ciertas enfermedades dentro de este grupo. Sin embargo, dada la amplia variedad de patologías que pueden afectar este sistema, es importante reconocer que el diagnóstico puede ser accesible o fácil de identificar solo si logramos detectar signos patognomónicos, como el eritema en forma de alas de mariposa, los tofos, entre otros. Por ende, destacamos la importancia de realizar exámenes complementarios, pruebas de laboratorio y/o estudios de imagen, los cuales proporcionarán información precisa sobre la enfermedad que estamos investigando.

REFERENCIAS BIBLIOGRÁFICA

1. Tortora y Derrickson. "Introducción al cuerpo humano. Fundamentos de Anatomía y Fisiología". Editorial Panamericana. Edición 7ª. 2008.

2. Argente, Marcelo E. Álvarez , Semiología médica : fisiopatología, semiotecnia y propedeútica. Enseñanza-aprendizaje basada en la persona. 3ª ed. Médica Panamericana.

3. Valdovinos L, Buil B, García E, Miguel F, Antonova M. Diagnóstico y exploración física en la artrosis de rodilla. RSI. 6 mar 2023. (citado: 25 jul 2023);4. Disponible en: https://revistasanitariadeinvestigacion.com/diagnostico-y-exploracion-fisica-en-la-artrosis-de-rodilla/#google_vignette

4. Alemán MO, Aput NA, Domínguez RY, et al. Manifestaciones maxilofaciales en pacientes con artritis reumatoide. MediSan. 2019;23(03):460-467. Disponible en: https://www.medigraphic.com/cgi-bin/new/resumen.cgi?IDARTICULO=88525

5. Velasco M. Musculoskeletal pain: fibromyalgia and myofascial pain syndrome. Revista Médica Clínica Las Condes. 2019 Nov 1;30(6):414–27. DOI: https://doi.org/10.1016/j.rmclc.2019.10.002

6. Sierra R, Coagollo M. Gota Cutánea. Dermatol Rev Mex. 1 ago 2020. (citado: 25 jul 2023); 65(2): 282-284. Disponible en: https://revisionporpares.com/index.php/Derma/issue/download/238/pdf_1 #page=177 DOI: https://doi.org/10.24245/dermatolrevmex.v65i2.5606

7. Llerena-Fernández EL, Ortiz-Culca FA. Métodos de diagnóstico y tratamiento actuales de la osteoartritis de la articulación temporomandibular: una revisión de la literatura. Rev Cient Odontol (Lima). 2019.(Citado: 25 jul 2023);7 (1): 121-131. Disponible en: https://revistas.cientifica.edu.pe/index.php/odontologica/article/view/495/552DOI: https://doi.org/10.21142/2523-2754-0701-2019-121-131

8. Gonzales D, Mejía S, Cruz M. Lupus eritematoso sistémico: enfoque general de la enfermedad. Revista Sinergia. 2021. (Citado: 25 jul 2023); 6(1). Disponible en: https://www.medigraphic.com/pdfs/sinergia/rms-2021/rms211f.pdf DOI: **https://doi.org/10.31434/rms.v6i1.630**

9. Perdomo-Teran L, Tatá-Perdomo M, Toro-Paredes E. Inusual presentación de Goodpasture, síndrome antifosfolípido y vasculitis ANCA positivo: Reporte de caso. CIMEL 2020; 26(1): 36-39. DOI: https://doi.org/10.23961/cimel.v26i1.1423

10. Barahona J, Aranguren C, Botero J, Romero D, Arias L, Diaz M, Fernándezb M, Gutiérrez J, et al. Compromiso pulmonar en el síndrome de Sjörgren. Revista Colombiana de Reumatología. 2 oct 2020. (Citado: 25 jul 2023); 27(2):109-124. Disponible en: https://www.sciencedirect.com/science/article/abs/pii/S01218123203010 31
DOI: 10.1016/j.rcreu.2020.06.013

11. Woodward A, Naveiro J, Prieto J. Actualización en esclerosis múltiple: manifestaciones clínicas, formas evolutivas y estudios paraclínicos. ELSEVIER. 1 may 2023 (Citado: 25 jul 2023); 13(78):4621-4627. Disponible   en: https://www.sciencedirect.com/science/article/abs/pii/S03045412230011 42DOI: https://doi.org/10.1016/j.med.2023.04.010

12. Lemus G, Saldarriaga L. Enfermedad de Pompe del adulto: reporte de un caso como diagnostico diferencial de una miopatía inflamatoria. Revista Colombiana de Reumatologia. 1 de mar 2019 (Citado: 25 jul 2023);26(1):58-62. Disponible en: https://www.sciencedirect.com/science/article/abs/pii/S01218123183000 69DOI: https://doi.org/10.1016/j.rcreu.2017.10.005

13. Pertuz Rebolledo María Milena, Silvery León, Battaglia Cecilia, Medina Gustavo, López Meiller María José. Vasculitis reumatoidea como manifestación extraarticular en dos casos. Rev. argent. reumatolg. [Internet]. 2022 Abr [citado 2023 Jul 26] ; 33(2): 97-100. Disponible

14. en: http://www.scielo.org.ar/scielo.php?script=sci_arttext&pid=S2362-36752022000200097&lng=es. http://dx.doi.org/10.47196/rar.v33i2.619.

15. Sen R, Goyal A, Hurley J. Espondiloartropatía seronegativa. Stat Pearls. 18 jul 2018. (Citado: 25 jul 2023): Disponible en: https://www.ncbi.nlm.nih.gov/books/NBK459356/

16. Vanegas Mendieta Jenny Mabel, Fierro Díaz Gissela Alejandra, Beltrán Gallegos Alba Belén. Anestesia local en pacientes reumáticos. Avances y perspectivas. Rev Cuba Reumatol [Internet]. 2019 Abr [citado 2023 Jul 26] ; 21(1): e58. Disponible en:

http://scielo.sld.cu/scielo.php?script=sci_arttext&pid=S18175996201900
0100008&lng=es. http://dx.doi.org/10.5281/zenodo.2555337.

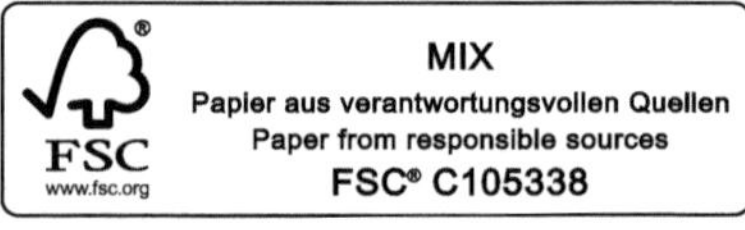
MIX
Papier aus verantwortungsvollen Quellen
Paper from responsible sources
FSC® C105338
www.fsc.org

Printed by Books on Demand GmbH, Norderstedt / Germany